PUBLICATIONS DU *PROGRÈS MÉDICAL*

DE

LA TRIMÉTHYLAMINE

Et de son usage dans le traitement

DU

RHUMATISME ARTICULAIRE AIGU

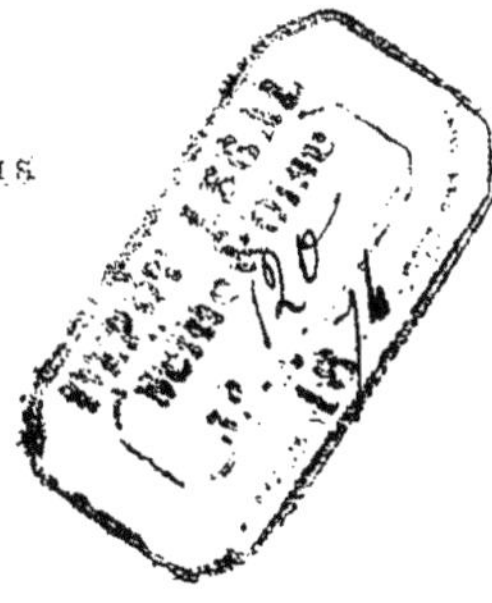

Par le Dr G. PELTIER

ANCIEN INTERNE DES HOPITAUX DE PARIS

PARIS

Aux bureaux du **PROGRÈS MÉDICAL**   A. **DUVAL**, libraire-éditeur
6, rue des Écoles, 6.   6, Rue des Écoles, 6.

1874

DE

LA TRIMÉTHYLAMINE

Et de son usage thérapeutique dans le traitement

DU

RHUMATISME ARTICULAIRE AIGU

Parmi les affections les plus longues, les plus douloureuses, les plus à craindre pour les suites fâcheuses qu'elles entraînent souvent, on doit ranger, sans contredit, l'affection rhumatismale et surtout le rhumatisme articulaire aigu. Nous avons déjà eu plusieurs spécifiques de cette maladie; tour à tour la saignée, le sulfate de quinine, la vératrine parurent devoir être entre les mains des ·praticiens des remèdes presque infaillibles. Malheureusement, le temps et l'expérience contribuèrent à modérer considérablement les illusions premières, et bientôt l'on dut convenir qu'un remède véritablement efficace faisait encore défaut. En sera-t-il de même de la triméthylamine qui vient de fixer l'attention médicale, depuis la communication intéressante faite par M. Dujardin-Beaumetz, le 10 janvier 1873, à la Société médicale des hôpitaux?

Les faits se rassemblent, les expériences se multiplient, l'approbation et la contradiction se manifestent, et bientôt on sera à même d'avoir une opinion basée sur un nombre considérable d'observations. Pour cela, il faudrait tenir compte des succès et des insuccès, interpréter sagement les résultats sans enthousiasme trompeur comme sans dénigrement systématique; c'est le seul moyen d'établir une statistique probante et sérieuse. Dans la revue que nous entreprenons aujourd'hui, nous vous proposons d'étudier les faits existant actuellement, d'y ajouter quelques observations personnelles, en attendant la lumière qui ne peut manquer de se faire dans un temps assez rapproché. Nous diviserons notre travail en quatre parties : 1° *Historique*; 2° *Propriétés chimiques*; 3° *Propriétés physiologiques*; 4° *Propriétés thérapeutiques*.

HISTORIQUE.

Vertheim le premier, en 1850, obtint, en distillant la narcotine de la potasse, un liquide incolore, volatil, doué d'une odeur ammoniacale particulière, auquel il donna provisoirement le nom de *métacétamine*. — L'année suivante, en 1851, Vertheim retira de la saumure du hareng un corps semblable à celui qu'il avait obtenu précédemment; abandonnant alors la dénomination de *métacétamine*, il adopta celle de *propylamine*. C'est également le nom de *propylamine*, que M. Dessaignes donna à la substance odorante que, en 1851, il découvrit dans le Chenopodium vulvaria, et à laquelle il reconnut la composition indiquée par la formule suivante, déjà donnée par Vertheim, $C^3 H^9 Az$.

Que représente cette formule? Est-ce bien de la propylamine, comme le pensaient MM. Vertheim et Dessaignes? N'est-ce pas plutôt de la propylamine, dont la formule est identique, ainsi que l'a prouvé M. Wurtz, en 1849? C'est ce que démontra, en effet, Winckler qui, afin de déterminer la nature réelle du liquide retiré par la distillation de la saumure de hareng, le soumit à l'action de l'iodure de méthyle. Or, il ne put fixer sur ce corps qu'une seule molécule de méthyle, et obtint de l'iodure de tétraméthylammonium, ce qui prouvait que la substance retirée de la saumure était, non une amine première, comme la propylamine, mais une amine tertiaire.

C'est cette triméthylamine, bien impure encore, que Awenarius (1) employa en médecine pour la première fois, en 1858; elle était retirée de l'huile de foie de morue, où elle existe aussi bien que dans la saumure de poissons. Ce médecin russe traita, dit-il, avec succès à l'hôpital Kalenkin, plus de 250 rhumatisants; pour lui, la propylamine serait un remède héroïque et souverain.

Le docteur John Gaston (2), auquel le professeur russe avait communiqué ce mode de traitement, a aussi obtenu un grand nombre de succès; mais il faut noter que ce médecin employait concurremment le sulfate de quinine avec

---

(1) *Medical Press and Circular*, 1872. — *Revue thérapeutique médico-chirurgicale*, 1872.
(2) *Schmidt's Jahrbucher*, 1858.

la propylamine, ce qui ne permet pas d'établir nettement la part qui revient à l'un ou à l'autre de ces médicaments.

Neluibin (de Saint-Pétersbourg) suivit la pratique d'A-wenarius; puis Jean de Kaleniczenco, professeur à Charkow, prescrivit ce médicament, non-seulement dans le rhumatisme, mais dans les affections scrofuleuses et la phthisie; il publia sur ce sujet deux travaux importants, l'un qui a paru en Russie en 1864 (1), l'autre en France en 1869 (2).

En 1862 et 1863, la propylamine a été employée dans le traitement du rhumatisme articulaire aigu par les médecins de l'hôpital général de Vienne; on se servit surtout d'une solution pour faire des lavages sur les articulations, et c'était principalement pour lutter contre la tuméfaction des jointures qu'on l'appliquait. Les résultats ont été des plus douteux, car il y a eu dans certains cas une amélioration apparente, et dans d'autres cas des effets tout à fait nuls. Si bien que les expérimentateurs se sont demandé si les cas favorables ne résultaient pas de coïncidences heureuses, ou bien s'il fallait attribuer à la mauvaise qualité des médicaments les insuccès éprouvés.

En 1863, M. Desnos essaya aussi la propylamine chez un certain nombre de rhumatisants; il donnait le médicament par dose de 20 gouttes; les effets ont été nuls. Les malades ont guéri sans doute, mais la durée de la maladie n'a pas été abrégée, les souffrances n'ont pas été calmées. En 1865, M. Guibert (3) étudia sur lui-même les effets de la triméthylamine; il arriva à des résultats assez importants, qui trouveront place lorsque nous traiterons des propriétés physiologiques du médicament.

En 1870, M. Fargier-Lagrange, dans sa thèse inaugurale, inspirée par le professeur Coze et soutenue à Strasbourg, a rapporté cinq observations relatives à des affections rhumatismales où la triméthylamine fut utile. L'auteur a une grande confiance dans l'efficacité du nouveau médicament qui, selon lui, abaisse la température, ralentit le pouls et calme la douleur.

En Italie, des essais cliniques furent aussi tentés par le docteur Namias et communiqués à l'Académie royale de Venise (juin 1872). Dans ses recherches, l'auteur a été particulièrement frappé des effets de la propylamine sur

---

(1) *Notions sur la propylamine qui se trouve dans l'extrait de foie de morue*, 1864.

(2) *Note sur la propylamine et les produits naturels qui la contiennent*, 1869.

(3) Guibert. — *Traité des médicaments nouveaux.* Bruxelles, 1865.

la circulation et les caractères du pouls. Il a vu que ce médicament avait pour effet constant de diminuer le nombre des pulsations et parallèlement de déterminer un abaissement de la têmpérature. Ce n'est pas seulement la fréquence du pouls qui est diminuée, mais la diminution porte en même temps sur sa force et son volume, c'est-à-dire sur la tension artérielle.

Malgré ces publications déjà nombreuses, la triméthylamine était à peu près inconnue des médecins; on la trouve cependant notée dans le *formulaire* de M. Bouchardat et dans le *Dictionnaire de thérapeutique* de MM. Bouchut et Després; ces auteurs, du reste, ne semblent pas avoir, dans le médicament, la moindre confiance. Quant au traité de MM. Trousseau et Pidoux, il est complètement muet à cet égard. Tel était l'état de la question lorsque les résultats publiés par M. Dujardin-Beaumetz ont attiré vivement l'attention sur cet agent, pour ainsi dire nouveau.

Nous détachons du résumé qu'il fait de ses sept observations les résultats suivants :

Observation I. — Homme de 49 ans, atteint depuis 5 mois d'un rhumatisme articulaire subaigu qui avait résisté aux purgatifs, au sulfate de quinine, aux vésicatoires et à la teinture d'iode. La propylamine fut donnée en petite quantité, pour en fixer la dose ; elle a été prise pendant trois semaines sans dépasser 1 gramme. Cependant, dès le lendemain du début du traitement, une amélioration notable s'était produite, et le malade, infirme à son entrée, sortait un mois après assez complétement guéri pour reprendre ses fonctions de contrôleur aux halles.

Observation II. — Homme de 29 ans, affecté d'un rhumatisme articulaire aigu à sa troisième attaque, les deux précédentes ayant duré 4 à 5 semaines. Le 10 septembre, on donne 20 gouttes de propylamine; le lendemain douleurs presque nulles, et guérison complète en quatre jours après une durée totale de six jours de rhumatisme.

Observation III. — Homme de 24 ans, atteint pour la première fois de rhumatisme le 21 septembre et mis à la propylamine le 25, en commençant par 1 gramme. Il quitte l'hôpital complétement guéri le 6 octobre, après 17 jours de maladie.

Observation IV. — Rhumatisme articulaire aigu chez un homme de 40 ans, à sa troisième attaque, débutant le 15 septembre 1872. — Entré à la Maison de santé le 1er octobre; le surlendemain, institution du traitement par la propylamine et, le 21, guérison.

Observation V. — Homme de 22 ans, à sa cinquième attaque de rhumatisme articulaire aigu, datant de 15 jours à son entrée à l'hôpital Lariboisière, le 27 août. — Il est mis au traitement par la propylamine à la dose de 1 gramme, et il est guéri après six jours, le 3 septembre.

Observation VI. — Homme de 35 ans, à sa troisième attaque de rhumatisme articulaire aigu. Guérison en six jours par dose de 0 gr. 50 à 1 gr. de propylamine après une durée de 8 jours de maladie.

Observation VII. — Deuxième attaque de rhumatisme articulaire aigu chez un homme de trente ans. — Guérison en 8 jours de traitement par la propylamine après 10 jours de maladie.

M. Dujardin-Beaumetz apprécie ensuite la valeur du traitement du rhumatisme articulaire aigu par la propylamine dans les termes suivants : « L'amélioration est le plus souvent très-rapide ; quelquefois même, douze heures après l'administration du remède, les malades éprouvent un grand soulagement, les douleurs sont moins vives, les mouvements sont mieux supportés...; il y a diminution des phénomènes congestifs articulaires, et en même temps diminution des phénomènes fébriles... La guérison est complète, du moins quant à l'attaque, dans un laps de temps qui varie de quatre à dix jours. »

Bon nombre de médecins paraissent favorables à cette nouvelle médication ; ainsi MM. Gombault, Féréol, Brouardel, Bouchard, Bucquoy, Moissenet, Pirotais (de Fougères), Sœlin (de Vendôme), etc., n'ont eu qu'à se louer du nouveau médicament, sur les propriétés duquel paraissent peu compter MM. Gubler, Laboulbène, Desnos, Roger, Bourdon, Pidoux, Potain.

Nous terminerons cet exposé historique en citant plusieurs brochures ou thèses publiées dans ces derniers temps sur le sujet qui nous occupe. Ce sont principalement : 1° *Etude sur la triméthylamine, ses propriétés chimiques, physiologiques et thérapeutiques,* par F. Bourdet (thèse de Paris, 25 avril 1873) ; — 2° *De la valeur de la triméthylamine dans le traitement du rhumatisme articulaire aigu,* par le docteur Cottard (Paris, 1873) ; — 3° *Nouvelles recherches sur la triméthylamine,* par le docteur Dujardin-Beaumetz (Paris, 1873) ; — 4° *Etude clinique et physiologique sur la propylamine et la tryméthylamine,* par Aissa-Hamdy (thèse de Paris, 15 mai 1873).

C'est surtout dans ces brochures, dans les divers articles publiés dans les journaux et dans les communications faites à la *Société médicale des hôpitaux* que nous puiserons les principaux matériaux nécessaires à la rédaction de cette revue thérapeutique.

Propriétés chimiques.

En 1849, M. Ad. Wurtz, en étudiant les produits de la distillation des éthers cyaniques avec des alcalis, s'aperçut qu'on donnait naissance à un carbonate alcalin et à une base nouvelle semblable à l'ammoniaque par ses propriétés, mais différente de l'ammoniaque par la substitution d'un radical alcoolique à l'hydrogène.

Cette première découverte ne tarda pas à être complétée par M. Hoffman. Ce chimiste fit voir que les bases de

M. Wurtz se produisent directement par l'action des éthers iodhydriques sur l'ammoniaque et il montra de plus que, dans cette dernière action, il se forme des bases inconnues jusqu'alors, et dérivées de l'ammoniaque par la substitution de deux ou trois atomes d'un radical alcoolique à l'hydrogène. — Ces produits furent appelés *ammoniaques composés*.

Ces ammoniaques peuvent se subdiviser selon que l'hydrogène est en partie ou en totalité remplacé par les radicaux alcooliques. De là des ammoniaques primaires, si la substitution porte sur un seul atome comme dans la méthylamine ; secondaires, si elle porte sur deux atomes ; tertiaires, si elle porte sur trois atomes, comme dans la triméthylamine. C'est à cette classe des ammoniaques tertiaires qu'appartient la propylamine découverte en 1850 par Wertheim. Depuis, on a rencontré ce produit dans une foule de substances.

En 1852, Winckler signalait la propylamine dans l'ergotine. En 1854, Wicke la trouvait dans les fleurs de l'aubépine récemment écloses. En 1855, Winckler l'a isolée de la saumure de harengs. Dessaignes (1857) la rencontrait dans le *Chenopodium vulvaria*, dans le sang de veau putréfié et dans l'urine humaine. Vers la même époque, Hess l'aurait trouvée en très-petite quantité dans le guano.

En 1863, Wicke envisage comme de la triméthylamine cette ammoniaque que l'on avait également retirée des fleurs du poivrier et du sorbier. Il admet en outre que cet alcali exsude constamment des feuilles de la vulvaire sur lesquelles il a reconnu des glandes qu'il considère comme les organes de la sécrétion de la triméthylamine. Enfin, en 1864, Hetet trouve la triméthylamine dans les feuilles du cobylet, et consigne ses recherches dans les *Archives de médecine navale* (1864) et dans les *Annales pharmaceutiques* (1865).

En résumé la triméthylamine se rencontre en assez grande quantité dans le règne végétal et dans le règne animal. Dans le règne végétal, cette ammoniaque se trouve dans les plantes appartenant principalement aux familles suivantes : *Chenopodiacées, pomacées, caprifoliacées, asclépiadées, raflesxiacées*. Dans le règne animal, les poissons surtout fournissent la triméthylamine ; parmi les espèces qui la contiennent nous citerons surtout les genres *Acipenser* (esturgeon), *raja* (raie), *clupea* (hareng), et *gadus* (morue).

Préparation. — Tous les auteurs ont suivi le même procédé pour l'obtention de la propylamine. La substance dont ils voulaient retirer la propylamine était mélangée avec de la potasse ou de la chaux et le mélange ainsi obtenu était soumis à la distillation. Les gaz qui se dégageaient étaient recueillis dans de l'eau aiguisée d'acide chlorhydrique. Cette solution évaporée à sec était traitée par de l'alcool absolu qui ne dissolvait que le chlorure de propylamine qu'on décomposait ensuite par la chaux et l'on recueillait la propylamine dans de l'eau.

Dans les laboratoires, on obtient la triméthylamine par le procédé suivant : On prépare du bromhydrate de triméthylamine en traitant la méthylamine par l'éther méthylo-bromhydrique. Le bromhydrate de biméthylamine, traité par la chaux, met en liberté de la biméthylamine. Celle-ci, en présence de l'éther méthylo-bromhydrique donne du bromhydrate de triméthylamine qui, avec la chaux, donne de la triméthylamine.

M. Frédéric Wurtz indique un autre procédé ; il prépare d'abord de l'iodure de méthyle avec l'alcool méthylique. L'iodure de méthyle, mis en présence de l'ammoniaque, sous l'influence d'une forte pression, donne lieu à la formation de cristaux de tétraméthylammonium; on les lave simplement dans l'eau et en les traitant par la chaux, on obtient la triméthylamine, soluble dans l'eau comme l'ammoniaque, solution qu'on pourrait titrer, de façon à avoir à sa disposition un produit toujours semblable.

Propriétés. — La triméthylamine se présente sous l'aspect d'un liquide incolore, transparent, soluble dans l'eau, l'alcool et l'éther. Bouillant à 4° suivant les uns, à 9 suivant les autres, il est combustible et donne une flamme peu éclairante. — L'odeur en est forte, et rappelle celle que développe la saumure de harengs, sardines, etc.

La triméthylamine se volatilise facilement; les vapeurs donnent au contact des gaz acides chorhydrique, bromydrique, iodydrique, des fumées blanches de chlorhydrate, de bromhydrate, d'iodhydrate de triméthylamine. Les sels sont cristallisables et répandent une odeur de saumure quand on les chauffe. Il en est ainsi du chlorhydrate de triméthylamine dont nous avons à dire quelques mots.

Chlorydrate de méthylamine. — Jusque dans ces derniers temps, on n'obtenait que de la propylamine qui n'était autre chose qu'une solution aqueuse de triméthylamine, et cette solution se trouvait à des degrés de concentration variable. Aussi a-t-on songé à la remplacer par un sel sur l'action duquel on peut plus facilement compter, le *chlorhydrate de triméthylamine*.

Préparation et propriétés. — Au lieu de préparer le chorhydrate de méthylamine avec la saumure de harengs, M. F. Wurtz le prépare directement par synthèse. Le procédé adopté consiste dans la transformation de l'iodure de méthyle en iodure de tétraméthylammonium, sous l'influence de la pression et de la chaleur.

L'iodure de tétraméthylammonium, sel parfaitement cristallisable, est décomposé par la potasse caustique. La triméthylamine qui se dégage est recueillie dans de l'eau aiguisée d'acide chlorhydrique. — Par évaporation, cette solution cristallise en longues taches blanches, solubles dans l'eau en toutes proportions, solubles dans l'alcool, l'éther, la glycérine, insolubles dans le chloroforme. Ce sel étant très-hygrométrique, il est préférable quand on le prépare pour l'usage thérapeutique de le fondre et de le couler sous formes de plaques légèrement jaunâtres à saveur fraîche et salée. La solubilité dans l'alcool fort est mise à profit pour purifier le chlorhydrate de triméthylamine et le séparer du chlorhydrate d'ammoniaque qu'il pourrait renfermer.

Mode d'administration de la triméthylamine et du chlorhydrate de triméthylamine.

L'odeur de la triméthylamine nécessite l'emploi des aromates comme correctifs indispensables ; l'anis, la menthe, sont ordinairement employés à cet effet. L'action caustique doit être évitée en dissolvant le médicament dans une certaine quantité de véhicule. Au surplus, les principales formules employées jusqu'à ce jour sont les suivantes :

Potion d'Awenarius.

Propylamine.................	20 gouttes.
Eau distillée.................	180 grammes.
Oléosaccharum de menthe poivrée.	10 grammes.

A prendre une cuillerée à bouche toutes les deux heures. La formule du Dr John Gaston est la suivante :

Propylamine.....50. — 80......	100 gouttes.
Eau distillée.................	250 grammes.

Une cuillerée à bouche toutes les deux heures pour un adulte. — Le professeur Coze (de Nancy) a employé la formule suivante :

Triméthylamine	0 gr. 60.
Potion gommeuse...............	120 gr.
Sirop de menthe...............	4 gr.

A prendre par cuillerée à bouche dans la journée. — M. Dujardin-Beaumetz prescrit la potion suivante :

Triméthylamine ....0 gr. 50 à	2 gr.
Eau de tilleul.................	120 gr.
Sirop de menthe ...*...........	10 gr.

Cet auteur a renoncé au sirop de morphine qu'il associait primitivement à la triméthylamine pour faciliter sa tolérance par les voies digestives et qui avait en effet l'inconvénient grave, pour une substance soumise à l'expérimentation, de donner prise à cette objection que les effets sédatifs pouvaient être attribués à la morphine.

L'emploi des plantes propylamiques ou mieux triméthylamiques, telles que l'infusion ou l'alcoolature de vulvaire serait sans avantage aucun sur les solutions que nous venons de mentionner. M. Guibert a conseillé l'emploi de la triméthylamine en frictions à l'extérieur sur les articulations atteintes de rhumatisme. Nous ne sachons pas que ce mode d'administration ait été encore expérimenté.

Comme nous l'avons fait entrevoir précédemment le chlorhydrate de méthylamine semble devoir remplacer complétement la triméthylamine. Ainsi croyons-nous devoir indiquer le mode d'administration de ce médicament et les doses qu'il convient d'employer. — Les doses du chlorhydrate de triméthylamine peuvent atteindre jusqu'à 1 gr. par jour. — Voici d'ailleurs les principales formules :

Potion.

Chlorhydrate de triméthylamine ...	0 gr. 50.
Eau de tilleul....................	100 gr.
Sirop d'écorces d'oranges........	30 gr.

A prendre par cuillerée dans la journée chaque cuillerée renferme 75 milligrammes de chlorhydrate.

Soluté.

Chlorydrate de triméthylamine.....	5 gr.
Eau distillée	195 gr.

Chaque cuillerée contient 0 gr. 50 centigr. de chlorhydrate.

A mettre une cuillerée à bouche dans un litre de tisane de chiendent à prendre dans la journée.

Sirop.

Chlorhydrate de triméthylamine.....	20 gr.
Sirop d'écorces d'oranges.........	990 gr.

Chaque cuillerée renferme 0 gr. 50 cent. de chlorhydrate à prendre une cuillerée par jour.

Pilules.

Chlorhydrate de triméthylamine......	2 gr. 50.
Poudre de guimauve	7 gr.
Miel	9 s.

Pour 100 pilules.

Recouvrir de baume de Tolu, suivant le procédé Blancard. — Chaque pilule renferme 25 milligrammes — 2 pilules toutes les heures.

Propriétés physiologiques.

L'étude de l'action physiologique d'un médicament constitue toujours un problème difficile, tant sont nombreuses les causes d'erreurs, tant est délicate souvent l'interprétation des faits observés. Toutefois, l'expérimentation est ici d'un grand secours, et, venant en aide à la clinique, elle nous permet d'établir, dès à présent, les points principaux de l'action physiologique de la triméthylamine. M. Guibert est le premier qui se soit occupé avec fruit des effets physiologiques de ce médicament; après lui, Namias, Fargier-Lagrange, Dujardin-Beaumetz ont apporté leur contribution à cette étude dont le champ a été élargi et éclairé par les expériences récentes de M. Hamdy.

Mise en contact avec la peau, la triméthylamine ne détermine aucun effet apparent; en frictions, elle produit seulement un peu de rubéfaction. Appliquée sur les muqueuses, elle agit à la manière des caustiques; tout d'abord on éprouve une sensation de fraîcheur à laquelle succède bientôt une vive chaleur qui se prolonge pendant plusieurs minutes.

A l'intérieur, la triméthylamine à la dose de 0 gr. 50 à 1 gramme, donne ordinairement des renvois et paraît accélérer la digestion ; quelquefois on observe un peu de diarrhée, rarement des vomissements   Le pouls perd de sa force et le nombre des pulsations diminue après avoir souvent subi quelques oscillations.

A plus forte dose, à dose toxique, les effets sont très-marqués. Il se produit des secousses, puis de véritables convulsions tétaniques avec irrégularité et parfois suspension de la respiration, contraction des vaisseaux capillaires et ralentissement du cœur. A cette période d'excitation succède la période de collapsus, de résolution musculaire, marquée par l'immobilité, l'assoupissement, le ralentissement de la respiration, la paresse du cerveau. A un degré plus avancé, le cœur s'arrête, l'animal ne réagit plus à aucune excitation et est plongé dans la plus complète insensibilité.

Lorsque l'empoisonnement n'est pas mortel, la marche des phénomènes met généralement plusieurs jours à s'accomplir. Ainsi, la convulsibilité peut durer un jour, la période de résolution musculaire et de perte d'excitabilité deux ou trois jours, et les phénomènes de retour ne se montrer que le quatrième jour : Ils s'annoncent alors par la réapparition des mouvements dans un ordre inverse à celui de leur disparition (Hamdy).

Après avoir tracé le tableau synthétique de l'action physiologique de la triméthylamine il nous faut maintenant nous arrêter un instant pour examiner de plus près quelques-uns des détails de ce tableau. Peut-être de cet examen analytique découleront les indications thérapeutiques du médicament et, s'il est possible, la connaissance de la nature intime de son action.

Appareil digestif. — Le goût de la triméthylamine est généralement désagréable, et doit être masqué par des substances aromatiques si l'on ne veut pas amener le refus des malades. Portée sur la *langue*, la substance provoque à petite dose, une légère excitation locale, un léger picotement, qui amène, par action réflexe, une salivation abondante avec sensation de chaleur assez prononcée dans la bouche. Ingérée dans l'*estomac*, elle produit quelquefois le sentiment de la faim; à dose un peu forte (2 gr. à 2 gr. 50), elle provoque des vomissements qui tiennent évidemment à l'irritation gastrique, car on ne les voit pas survenir lorsque, sur les animaux, on pratique des injections sous-cutanées de triméthylamine. Le médicament est donc directement vomitif, par suite de l'irritation qui survient après son injection. Deux expériences dues à MM. Cadet-Gassicourt et Hirné prouvent d'ailleurs l'existence d'une gastro-entérite évidente produite par l'action locale du médicament.

A dose thérapeutique, le vomissement ne se produit généralement pas ; en tous cas, il dure peu et ne trouble pas la digestion. L'appétit, au contraire, est augmenté; mais il survient le plus souvent de la diarrhée. Ce fait est noté dans un très-grand nombre d'observations.

Pouls et circulation. — Il s'agit ici de la fréquence et de la force du pouls. Le ralentissement est noté à peu près par tous les observateurs et les expérimentateurs.

M. Guibert qui a expérimenté sur lui-même a vu, sous l'influence de 20 gouttes de propylamine, le pouls tomber de 66 à 59 pulsations ; ayant continué le lendemain, le pouls est descendu à 54 pulsations, et le troisième jour il est encore tombé de 8 à 9 pulsations.

M. Fargier-Lagrange confirme et complète les faits observés par M. Guibert ; pour lui, le fait principal à relever dans l'action de la triméthylamine, c'est l'action sédative sur la circulation ; à dose faible, de 5 à 10 gouttes, elle active le pouls ; à dose plus forte, elle le déprime si bien qu'à 50 gouttes et au-delà, elle produit sur le cœur des effets antipyrétiques. Cette action sédative finale sur l'éréthisme des fonctions nerveuses est la caractéristique de la triméthylamine dont on peut négliger les effets stimulants préalables et passagers.

Le docteur Namias a été également frappé des effets de la triméthylamine sur la circulation et les caractères du pouls. Il a vu que ce médicament avait pour effet constant de diminuer le nombre des pulsations et, parallèlement, de déterminer un abaissement de la température. Ce n'est pas seulement la fréquence du pouls qui est diminuée ; mais la modification porte en même temps sur sa force et son volume, c'est-à-dire sur la tension artérielle. Cette influence de la triméthylamine sur la dépression du pouls est notée par M. Cadet-Gassicourt dans une observation intéressante dont nous résumons seulement ce qui a trait à notre sujet.

OBSERVATION VIII. — *Rhumatisme articulaire subaigu. Traitement par la triméthylamine. Action très-marquée sur les battements du cœur.* — Lor... charretier, 31 ans, est entré dans le service le 23 janvier 1873, pour une troisième attaque de rhumatisme polyarticulaire aigu, dont le début remonte à quatre jours avant son entrée. Il présentait en plus un double souffle à la pointe du cœur, indiquant une lésion qui est ancienne, mais sans trouble ni irrégularité dans les battements du cœur ou le pouls. — Le 24 janvier, on prescrit un gramme de propylamine. — Le 25, le malade se déclare fort soulagé. — Le 29, on prescrit 2 grammes, et la même dose est continuée jusqu'au 4 février. — Il sort guéri le 8 février.

Voici quelle a été la marche de la température et celle du pouls :

	Température.		Pouls.	
	Matin.	Soir.	Matin.	Soir.
24 janvier	»	38° 4	»	»
25 —	38° 6	39° 2	»	»
26 —	38° 2	38° 2	110	92
27 —	38° 2	38° »	»	99
28 —	37°	37° 2	76	90
29 —	37°	»	60	»
30 —	»,°6	»	64	»
1er février	37°	»	48	»
2 —	»	»	50	»
4 —	»	»	48	»

On voit dans cette observation sous l'influence de 2 grammes de triméthylamine, le pouls s'abaisser de 110 à 48 pulsations.

M. Dujardin-Beaumetz a fait aussi sur lui-même une série de recherches, et le résultat constant a été la diminution des pulsations du pouls et en même temps la dépression de la température. M. Aïssa Hamdy, dans des expériences d'une portée plus générale, a aussi contribué à élucider ce point. Il nous démontre que, sur les grenouilles, le cœur conserve pendant quelques instants sa régularité, sa fréquence et sa force normales. Bientôt apparaissent quelques palpitations musculaires, les secousses et les battements du cœur sont ralentis ; les pulsations tombent de 60 à 50 ou 40 ; c'est au moment de la période de résolution musculaire générale que les battements du cœur atteignent leur maximum de ralentissement (14 à 22), d'affaiblissement et qu'ils deviennent irréguliers et intermittents.

M. Cottard n'est pas persuadé de cette action de la triméthylamine sur la fréquence du pouls ; pour lui, les faits ne sont pas concluants, et il discute surtout les conclusions formulées par M. Dujardin-Beaumetz ; il ne connaissait pas alors les expériences de Hamdy qui ne permettent plus de nier l'influence certaine du médicament. Qu'il y ait au début de l'injection de la triméthylamine une stimulation circulatoire, comme l'a observé M. Gubler, nous ne le nions pas ; nous voyons même que ce fait s'est produit dans un certain nombre d'observations ; mais que, par la continuité de son action, le médicament ne ralentisse pas les battements du cœur, c'est ce que nous ne pouvons admettre.

Il semble cependant que le fait soit bien simple ; pourquoi donc une telle divergence ? Elle vient évidemment des doses du médicament, de l'expérimentateur et des conditions de l'expérimentation.

Quand on administre la triméthylamine à dose thérapeutique, le fait constant est le ralentissement du pouls, tout au plus précédé pendant quelque temps de quelques pulsations accélérées et de quelques intermittences passagères ; mais en clinique, l'observation est difficile. La maladie rhumatismale est une maladie à types irréguliers, et l'effet d'un médicament est d'une appréciation délicate. Mais chez l'homme sain, il faut savoir que la triméthylamine, administrée pendant un certain temps, ralentit constamment les battements du cœur. Si l'on reste au-dessous de la dose thérapeutique, on n'observe généralement aucun effet appréciable.

Dans les conditions thérapeutiques, la triméthylamine agit sur le pouls, comme le ferait la digitale ; mais toutefois, à un degré moindre, malgré l'opinion contraire de Namias ; à dose toxique, les effets ne sont plus les mêmes, tandis que, avec la digitale, le cœur bat avec énergie et rapidité, que le pouls est fort et vibrant, que la tête est congestionnée, avec la triméthylamine, au contraire, les pulsations cardiaques atteignent leur maximum de ralentissement, le cœur s'arrête en diastole. Dans les cas non mortels, le ralentissement du cœur reste à son maximum tant que dure la période de collapsus général, puis les battements reviennent un peu plus fréquents et moins faibles, à mesure que les phénomènes de retour s'accusent par le rétablissement de la respiration et des mouvements généraux. — Tandis que la digitale à dose toxique, paraît agir en paralysant l'action du bulbe qui diminue l'action refrénante des nerfs vagues sur le cœur, la triméthylamine, au contraire, ne paraît avoir aucune action sur le pneumo-gastrique et le ralentissement du pouls semble devoir être expliqué par la paralysie du centre cérébro-spinal.

Force et forme du pouls. — D'expériences peu concluantes, en tous cas trop peu nombreuses, M. Dujardin-Beaumetz déduit que la triméthylamine diminue l'intensité du pouls ; cette action est-elle bien réelle, est-elle bien évidente, c'est ce que nous allons examiner en nous appuyant sur les expériences de M. Hamdy, les seules que nous connaissions. D'après cet expérimentateur, l'action la plus immédiate de la triméthylamine est la contraction des capillaires par excitation des vaso-moteurs et peut-être des fibres musculaires, et cette contraction a pour effet constant d'augmenter la tension artérielle, à peu près sans changement dans la fréquence du pouls.

Le second effet est une diminution de la tension artérielle dix à trente minutes après l'injection de la triméthylamine, et comme à ce moment les artérioles capillaires restent contractées, ainsi qu'on le constate à la chambre claire et au micromètre, et que la force du cœur n'est pas encore notablement affaiblie, il faut admettre que la diminution de tension accompagnée d'un peu de ralentissement du pouls est due à l'excitation des nerfs vagues.

A une période plus avancée de l'intoxication et avec les fortes doses, la parésie des vaso-moteurs produit le relâchement des vaisseaux ; c'est alors que la diminution de la tension artérielle atteint son maximum ; et que les battements du cœur sont à la fois plus lents et plus faibles. (Hamdy).

Quoiqu'il soit généralement admis que l'intensité du pouls est en rapport inverse avec le nombre des révolutions cardiaques, il nous faut cependant admettre les conclusions de MM. Hamdy et Dujardin-Beaumetz, conclusions, qui, si elles se justifient, marquent encore une différence entre l'action de la triméthylamine et celle de la digitale.

Température. — La triméthylamine amène la diminution de la température ; le fait est généralement admis, quoique basé sur un petit nombre d'expériences. Comment se produit cet abaissement de la température? Est-il dû uniquement au ralentissement de la circulation? Cette explication ne peut tenir devant l'observation, car celle-ci nous enseigne seulement que la température peut baisser avant ou en même temps que le pouls, mais que le ralentissement peut continuer alors que la température reste à peu près fixe. Cependant on sait, d'une manière générale, par observation directe, que le ralentissement artificiel du pouls est accompagné d'un certain abaissement de la température. L'expérimentation et la clinique le prouvent.

Voici ce qu'écrit à ce sujet M. Dujardin-Beaumetz : « Nous prenons à jeûn, à 5 heures, 50 centigrammes de chlorhydrate de triméthylamine dissous dans l'eau. Notre pouls était à 78, et notre température axillaire à 37°,4 ; à six heures, le pouls est à 76, la température à 37°,2 ; à six heures et demie le pouls est à 74, la température à 37°. ; à sept heures le pouls est à 72, la température à 36°,8, ; à neuf heures et demie, le pouls marquait de nouveau 78. »

Sur une autre personne en parfait état de santé nous donnons 75 centigrammes de chlorhydrate de triméthyla-mine. Le pouls était alors à 88, et la température axil-laire était à 37°. Une heure après il y avait 84 pulsations, et la température était de 36°,8. Puis le pouls s'abaisse à 82, la température à 36°,4. Enfin deux heures après l'ad-ministration du médicament, le pouls était à 76 ; et la tem-pérature à 36°. »

Si, en clinique. les résultats sont moins nets, moins apparents, cela tient sans doute à la nature même de la maladie dont sont affectés les sujets soumis à la médication. Nous allons toutefois en rapporter quelques observations, prises au hasard, sans parti-pris, et empruntées à des clini-ciens divers :

OBSERVATION IX. — *Rhumatisme articulaire aigu datant de cinq jours. Traitement par la triméthylamine. Guérison en dix-neuf jours.* — (Observa-tion recueillie à St-Antoine, dans le service de M. Gombault, par M. BUDIN, interne du service).

13 janvier. — Entre un homme jeune encore, ayant déjà eu huit attaques de rhumatisme articulaire aigu ; les unes avaient duré pendant deux ou trois jours seulement, les autres pendant deux ou trois mois. Il a eu, dit-il, des complications du côté du cœur. — A son entrée, on constate que presque toutes les articulations sont gonflées, le pouls fréquent, les sueurs abon-dantes.

14 janvier. — *Matin.* P. 104 ; T.A. 38°,8. On prescrit 50 centigrammes de propylamine. — *Soir.* Le malade accuse du soulagement ; P. 104 ; T.A. 39°,5.

15 janvier. — Nuit mauvaise. P. 104 ; T.A. 39°,3 ; propylamine 75 cent. *Soir.* P. 96 ; T.A. 39°,8.

16 janvier. — P. 96 ; T. 39°,2 ; propylamine 1 gr. — *Soir.* P. 96 ; T. 39°. — propylamine 1 gr. 25.

17 janvier. — Etat meilleur. P. 92 ; T. 38°,8. — *Soir.* — P. 92 ; T. 39°,2.

18 janvier. — P. 88 ; T. 38°,4 — propylamine 1 gr. 25. — *Soir.* T. 38°,5.

19 janvier. — P. 84 ; T. 38°,3 — propylamine 1 gr. 25. — *Soir.* P. 92 ; T. 39°,2.

20 janvier. — P. 80 ; T. 38°,4 — propylamine 1 gr. 25 — *Soir.* 96 ; T. 38°,5.

21 janvier. — Mieux très-sensible. P. 84 ; T. 38° — propylamine 1 gr. 50. — *Soir*. P. 84 ; T. 37°,8.

22 janvier. — Le mieux s'accentue. P. 80 ; T. 37°,4 ; propylamine 1 gr. 50. — *Soir*. P. 80 ; T. 37°,4.

23 janvier. — P. 76 ; T. 37°,8 ; propylamine 1 gr. — *Soir*. P. 64 ; T. 37°,5.

24 janvier. — Mieux — P. 80 ; T. 37°,5 ; propylamine 0,50.

25 janvier. — P. 68 ; T. 37°,1. — Après quelques alternatives, le pouls reste à 70 et la température à 37°. Le malade sort guéri complétement le 3 février.

On ne peut pas dire que le traitement ait ici jugulé la maladie; néanmoins la triméthylamine a calmé les douleurs et amené une diminution du pouls et un abaissement de la température.

OBSERVATION IX. — *Rhumatisme articulaire aigu, avec délire, datant de huit jours. Traitement par la triméthylamine. Guérison en 16 jours.* — (Service de M. Gombault; observation recueillie par M. BUDIN). Bonn.. Célina, 28 ans, entre le 13 janvier à l'hôpital St-Antoine. Elle était malade depuis huit jours, et avait déjà eu une attaque qui avait duré six semaines.

14 janvier. Soir. — P. 80 ; T. 37°,8.

15 janvier. — La malade n'a pu reposer. — P. 108 ; T. 37°,8 ; propylamine 0, 75. — *Soir*. P. 104 T. 37°,6.

16 janvier. — P. 96 ; T. 37°,4 ; propylamine 1 gr. — *Soir*. P. 96 ; T. 37°,2.

17 janvier. — P. 112 ; T. 37°,8 ; propylamine 1 gr. — *Soir:* P. 120 ; T. 37°,6.

18 janvier. — Cessation du délire qui durait depuis le début de la maladie. P. 92 ; T. 37°. — *Soir*. P. 92 ; T. 37°,5.

20 janvier. — P. 80 ; T. 37°,4 ; propylamine 1 gr. 25. — *Soir*. P. 88 ; T. 37°,6. — *22 janvier*. P. 64 ; T. 37°. — *25 janvier*. P. 76 ; T. 36°,6.

Ici nous avons à faire à un rhumatisme compliqué de délire ; il est à remarquer cependant que la température s'était peu élevée ; cependant sous l'influence de la méthylamine, la guérison s'est effectuée en dix jours, le pouls est tombé de 108 à 76, et la température, primitivement à 37° 8, est descendue à 36 6°. Nous allons à présent emprunter deux observations au travail de M. Hamdy.

OBSERVATION X. — *Rhumatisme noueux subaigu traité par la propylamine et son chlorhydrate. Guérison des douleurs articulaires en six jours. Apparition de la diarrhée.* — Cette observation a trait à une femme de 52 ans, d'une forte constitution, atteinte pour la seconde fois d'une attaque de rhumatisme. Le 15 novembre 1872, elle est prise d'une douleur de l'articulation tibro-tarsienne gauche qui, le 16, envahit la même articulation du côté droit, et le 17 les articulations radio-carpienne et métacarpo-phalangienne droites. Elle reste malade jusqu'au 10 février, où les douleurs ne lui parurent pas assez fortes pour l'empêcher de reprendre son travail. Mais le 13 février elle est reprise d'une douleur assez vive dans le poignet droit qui s'étend le 14, au coude du même côté, et le 15, elle rentre à l'Hôtel-Dieu, dans le service de M. Béhier.

16 février. — Gonflement des articulations du coude et du poignet droit,

de l'articulation métacarpo-phalangienne de l'index droit et de la phalan-
gienne du médius, de la métatarso-phalangienne du gros orteil droit et de la
tibio-tarsienne gauche T. 37",4 ; P. 80.

17 *février*. — P. 94 ; T. 37°,2. — 18 *février*. — P. 94 ; T. 36°,8.

19 *février*. — P. 96 ; T. 36°,8. — Chlorhydrate de triméthylamine 0 gr. 10.

20 *février*. — Mieux ; la malade a faim ; douleurs moins fortes. P. 94 ;
T. 36°,4,— chlorhydrate de triméthylamine 0 gr. 20.

21 *février*. — Les douleurs sont encore diminués. P. 80 ; T. 36°,2. — Triméthylamine 0 gr. 50.

22 *février*. — Le mieux s'accentue davantage. P. 84 ; T. 36°. — Triméthylamine 1 gr.

25 *février*. — Les douleurs ont complétement disparu. P. 80 ; T. 36°,5. —
Triméthylamine 1 gr. 50.

28 *février*. — Coliques et diarrhée. P. 90 ; T. 37°,6. On cesse la triméthylamine ; la diarrhée cesse ; les douleurs n'ont pas reparu.

Dans cette observation, où le traitement fut commencé
par le chlorhydrate de propylamine et continué par la triméthylamine, on voit tous les symptômes s'amender dès le
deuxième jour, où les douleurs ont diminué, le pouls et la
température se sont abaissés. L'amélioration s'accentue
par les mêmes phénomènes les jours suivants, et les douleurs
ont entièrement disparu le sixième jour ; il ne reste que
des nodosités articulaires. La diarrhée qui s'est déclarée
avec une certaine intensité nous paraît devoir être rapportée à la triméthylamine, car cet accident s'est montré à
la suite de l'élévation de la dose du médicament de 1 g.
à 1 g. 50.

OBSERVATION XI. — *Rhumatisme articulaire subaigu compliqué d'affection
organique du cœur et de pleurésie. Traitement par la propylamine. Cessation
des douleurs en dix jours.* — Le sujet de cette observation est un jeune
homme de 19 ans, d'un tempérament lymphatique, qui a eu cinq attaques de
rhumatisme, toutes traitées par le sulfate de quinine. La moins forte a duré
un mois ; la plus forte quatre mois.

1er *février*. — Le malade entre à l'Hôtel-Dieu. Le poignet droit, les articulations tibio-tarsiennes, le genou gauche et la hanche gauche sont œdé-
matiés et douloureux ; insuffisance aortique ; épanchement pleural à gauche.
— P. 108 ; T. 37°,9. — Triméthylamine 0 gr. 50.

2 *février*. — Le coude gauche se prend. — P. 96 ; T. 37°,8 — Triméthylamine 1 gr.

3 *février*. — P. 104 ; T. 37°,6. — Triméthylamine 1 gr. 50.
4 *février*. — P. 104 ; T. 37°,4. — Triméthylamine 1 gr. 50.
5 *février*. — P. 108 ; T. 39°,8. — Triméthylamine 1 gr. 50.
6 *février*. — P. 108 ; T. 37°,8. —
7 *février*. — P. 104 ; T. 38°,8. — Triméthylamine 1 gr.
8 *février*. — P. 92 ; T. 37°,4. — Triméthylamine 1 gr. 50.
9 *février*. — P. 92 ; T. 37°,5. — Triméthylamine 2 gr.
10 *février*. — P. 88 ; T. 37°,4. — Triméthylamine 2 gr.
11 *février*. — P. 88 ; T. 37°,4. — Triméthylamine 1 gr. 50.
12 *février*. — P. 88 ; T. 37°. — Triméthylamine 1 gr.
13 *février*. — P. 82 ; T. 37°. — Triméthylamine 1 gr.

14 février. — P. 76; T. 36°,8. — Triméthylamine 0 gr. 50.
15 février. — P. 72; T. 36°,8. — Triméthylamine 0 gr. 50.
18 février. — P. 70; T. 36°,4. —

Nous voyons dans cette observation que l'influence de la triméthylamine ne s'est pas fait sentir dès les premiers jours, mais ayant été cessée pendant une journée, le 6 février, la température s'est subitement élevée de 37°,8 à 38°,8. Administrée de nouveau, elle a amené la diminution du pouls et l'abaissement de la température qui ne se sont pas démentis jusqu'à la guérison complète.

Sécrétions.—Selon Namias, la triméthylamine augmente la diurèse ; malheureusement les observations où la quantité de l'urine est notée sont peu nombreuses, peu détaillées, prises irrégulièrement; cependant l'augmentation des urines paraît être un fait sinon constant, au moins assez ordinaire.

OBSERVATION XII. — *Attaque de rhumatisme articulaire aigu. — Guérison par la propylamine.* — (Observation recueillie dans le service de M. Béhier et rapportée par M. HAMDY). X.... 18 ans, ciseleur, atteint de rhumatisme articulaire le 18 février, entre à l'Hôtel-Dieu, le 26 du même mois.

27 février. — Gonflement des poignets, des coudes, des articulations tibio-tarsiennes, des genoux, de l'épaule gauche. P. 86 ; T. 38°. — Propylamine 1 gr.

28 juillet. — P. 92 ; T. 38°,1. — Propylamine 1 gr.
1 mars. — P. 80 ; T. 37°,6; urine 1,700 gr. — Propylamine 1 gr.
2 mars. — P. 78 ; T. 37°,6; urine 1,925 gr. — Propylamine 1 gr.
3 mars. — P. 70 ; T. 37°,2; urine 1,600 gr. — Propylamine 1 gr.
T. 37°,4. — Propylamine 1 gr. 50.
5 mars. — P. 60; T. 37°. — Propylamine 1 gr.
6 mars. — P. 68 ; T. 37°. — Urine 1350.
10 mars. — Guérison complète.

Dans cette observation, nous voyons la propylamine agir surtout sur la durée de la maladie, sur le pouls et sur la température; nous avons noté les quelques indications relatives à la quantité de l'urine sans qu'il soit possible d'en tirer une conclusion évidente.

OBSERVATION XIII. — *Rhumatisme articulaire aigu traité par la propylamine Poulene et Wittman. — Sueurs très-abondantes. — Cessation des douleurs le 21ᵐᵉ jour de la maladie et le seizième du traitement propylamique*... X... 29 ans, garçon de magasin, atteint de rhumatisme articulaire aigu, le 16 février entre à l'Hôtel-Dieu dans le service de M. Béhier le 19 du même mois.

20 février. — Douleurs vives ; gonflement douloureux des deux articulations tibio-tarsiennes, du genou gauche, du coude et de l'épaule droits. P. 96. T. 38°.

21 février. — P. 96; T. 38°, urine rouge, sédimenteuse, 1,100 gr. — Propylamine 0 gr. 50.

22 février. — Douleurs moins vives ; P. 92 ; T. 37°,8. — Urine moins rouge 1,700 gr. ; sueur abondante ; propylamine 1 gr.

23 février. — P. 92 ; T. 38°,2. Urine 1,100 gr. Sueurs très-abondantes. Propylamine 1 gr. 50.

24 février. — P. 94 ; T. 37°,8 ; Urine 1,100 gr. — Propylamine 1 gr. 50.

25 et 26 février. — On cesse la propylamine, et on donne de l'opium.

27 février. — P. 110 ; T. 38°,5 ; urine 1,300 gr. Propylamine 1 gr. 50.

28 février. — P. 96 ; T. 37°,8 ; urine 1,075 gr. Propylamine 1 gr. 50.

1 mars. — P. 110 ; T. 38°,2 ; urine 1,300 gr. Propylamine 1 gr. 50.

2 mars. — P. 100 ; T. 38°, urine 1,500 gr. Propylamine 1 gr. 50.

3 mars. — P. 110 ; T. 38°,2 ; urine 1,275 gr. Propylamine 1 gr. 50.

4 mars. — P. 106 ; T. 38°,2. Propylamine 2 gr.

5 mars. — P. 92 ; T. 37°,4. Propylamine 2 gr.

6 mars. — P. 86 ; T. 37°,2 ; urine 1,750 gr. Propylamine 2 gr.

7 mars. — P. 88 ; T. 37°,4 ; urine 1,600 gr. Propylamine 1 gr. 50.

8 mars. — P. 86 ; T. 37°,4 ; urine 1,800 gr. Propylamine 1 gr. 50.

9 mars. — P. 80 ; T. 37°,2. — Propylamine 1 gr.

A partir de ce moment la maladie va diminuant d'intensité ; les douleurs disparaissent, et le malade est en pleine convalescence le 14.

Au premier coup-d'œil la marche de ce rhumatisme paraît ne pas avoir été influencée par la propylamine, et de fait elle le fut peu. Le traitement par la propylamine a été commencé le sixième jour de la maladie et les douleurs n'ont cessé qu'après 20 jours de l'emploi du remède. Cependant il faut noter que le cinquième jour du traitement l'amélioration était très-apparente, que ce jour-là la malade omit de prendre la propylamine et que c'est à la suite de cela qu'il y eut une recrudescence des douleurs et de la fièvre.

Pendant les huit jours qui suivirent, les effets de la propylamine furent peu marqués, et c'est à cause de cela qu'on en porta la dose à 2 g. Le mieux se dessina alors, et la fièvre disparut. Quant à la quantité de l'urine, nous la voyons augmentée dès le lendemain de l'administration du médicament ; elle se maintient à un taux assez élevé, et bientôt augmente de nouveau lorsque la dose du médicament est élevée et portée à 2 g.

Observation XIV. — *Rhumatisme articulaire aigu, compliqué de vaginite et d'ulcération du sacrum. Cessation des douleurs à deux reprises par un traitement de huit jours au moyen de chlorhydrate de propylamine. Guérison par le sulfate de quinine ..* X... 38 ans, ménagère, d'un tempérament lymphatique, s'aperçoit le 10 février 1873 d'un écoulement vaginal. Le 15 février, elle ressent des douleurs dans les genoux, l'épaule gauche, le coude droit et les doigts des deux mains, et elle entre le 22, à l'Hôtel-Dieu, dans le service de M. le professeur Béhier.

24 février. — P. 98 ; T. 38°,2 ; urine 500 gr. — Chlorhydrate de triméthylamine 0 gr. 10.

25 février. — P. 103 ; T. 38°,8 ; urine 625 gr. — Chlorhydrate de triméthylamine 0 gr. 20.

26 février. — P. 104 ; T. 39°,2 ; urine 1,400 gr. — Il se forme une ulcération au sacrum. — Chlorhydrate de triméthylamine 0 gr. 30.

27 février. — P. 100; T. 38°,8; urine 1,425 gr. — Chlorhydrate de triméthylamine 0 gr. 40.

28 février. — P. 86; T. 38°,8; urine 1,900 gr. — Chlorhydrate de triméthylamine 0 gr. 50.

1ʳ mars. — P. 90; T. 38°,2: urine 1,300 gr. — Chlorhydrate de triméthylamine 0 gr. 50.

2 mars. — P. 84; T. 38°,5; urine 1,500 gr. — Chlorhydrate de triméthylamine 0 gr. 50.

3 mars. — Mieux très-sensible. — P. 80; T. 37°,8; urine 1,625 gr. — Chlorhydrate de triméthylamine 0 gr. 75.

4 mars. — P. 100; T. 38°,2. — Pas de triméthylamine.

5 mars. — P. 98; T. 38°,4. — Urine 875.

6 mars. — P. 98; T. 39°,2. — Urine 1,625.

7 mars. — P. 94; T. 38°, 4 Urine 1,606 gr. — Chlorhydrate de triméthylamine 0 gr. 50.

8 mars. — P. 86. T. 37° 6.

A partir de ce moment la quantité d'urine n'est plus notée ; mais bientôt le pouls et la température s'abaissent, et le chlorhydrate de triméthylamine ayant manqué, on donne pendant 4 jours du sulfate de quinine qui amène la guérison qui était complète le 24 février.

Ici, l'action diurétique de la triméthylamine paraît assez marquée ; en effet, après avoir rendu 500 grammes, puis 625 grammes d'urine, la malade en rend bientôt 1,400 gr. et même 1,900 grammes : le traitement ayant cessé, on voit les urines descendre de 1,625 grammes à 875 grammes; il est vrai que le surlendemain quoique l'on n'ait pas administré de triméthylamine, les urines ont donné 1,625 grammes.

A ces observations nous en ajouterons deux que nous empruntons au travail de M. Dujardin-Beaumetz ; nous ne nous dissimulons pas qu'elles sont d'une médiocre importance.

OBSERVATION XV. — *Rhumatisme articulaire aigu, datant de 15 jours. Traitement par la triméthylamine. Guérison en cinq jours.* (Hôtel-Dieu, service de M Martineau, suppléant de M. Tardieu ; observation recueillie par M. Hofer, élève du service). M... 27 ans, couturière, entre le 10 janvier, à l'Hôtel-Dieu, pour un rhumatisme occupant la machoire inférieure, le coude, les genoux et les pieds. Après un traitement de 4 jours par le sulfate de quinine sans résultat appréciable, on administre la triméthylamine à la dose de 0 gr. 50, 0 gr. 75 et 1 gr. — Au bout de 4 jours, on mesure les urines, et voici la mention que nous trouvons.

22 janvier. — Les articulations sont complétement dégonflées. Sommeil; appétit excessif. On mesure les quantités d'urine pour la première fois. 3 litres en 24 heures. Peu de transpiration. Continuation du traitement.

23 janvier. — La guérison continue ; 3 litres d'urine. — Propylamine 25 cent.

24 janvier. — 2 litres d'urine ; même traitement.

27 janvier. — La propylamine est supprimée et la malade quitte le service le 3 février.

OBSERVATION XVI. — *Rhumatisme articulaire aigu datant de 15 jours. Traitement par la triméthylamine. Guérison en 4 jours.* (Hôtel-Dieu, service de M. Martineau ; observations recueillies par M. Clépier, externe du service). Julie Est... 40 ans, domestique, est atteinte depuis 15 jours d'un rhumatisme occupant les articulations tibio-tarsiennes, coxo-fémorale et du genou.

16 janvier. — Douleurs vives ; propylamine 0 gr. 50.

17 janvier. — Douleurs moins vives ; propylamine 0 gr. 75.

18 janvier. — Même état ; propylamine 1 gr. Appétit considérable ; urine 3 litres ; sueurs abondantes.

19 janvier. — Les douleurs ont disparu. Diminution de la dose de la propylamine. Le 25 elle est supprimée. La quantité d'urine a diminué en même temps que la dose de propylamine était diminuée.

Evidemment il ne faut pas trop se hâter de conclure des faits aussi peu nombreux, aussi peu évidents ; nous croyons donc que dans l'état actuel de la question, il ne faut admettre qu'avec une certaine réserve l'action diurétique de la triméthylamine. Nous en dirons autant de l'exagération des sueurs que nous trouvons notée dans quelques observations.

Selon MM. Fargier-Lagrange et Dujardin-Beaumetz, la triméthylamine diminue le chiffre de l'urée. Malheureusement, ces conclusions s'appuient sur trois ou quatre observations et ne s'imposent pas immédiatement à l'esprit. Tandis que dans les faits observés, nous voyons généralement sous l'influence de la triméthylamine, une diminution du chiffre de l'urée variant de 2 à 3 grammes, nous trouvons quelquefois, sans en trouver l'explication, une augmentation subite, alors même que le médicament n'avait pas été interrompu, et que la dose n'avait pas été diminuée. Voici d'ailleurs les faits qui nous sont connus jusqu'à présent :

Observation XVII. — *Arthrite déformante. Administration de la propylamine et analyse des urines. Diminution du chiffre de l'urée.* (Observation rapportée dans la thèse de M. Fargier-Lagrange). Catherine H... âgée de 47 ans, a eu plusieurs attaques de rhumatisme, à la suite desquelles il lui est resté de petites nodosités dans les articulations des pieds et des mains ; il y a aussi de la déformation dans le poignet et le coude droits, ainsi que dans les deux articulations scapulo-humérales. Cette femme fut traitée à diverses reprises par la triméthylamine et toujours elle en éprouva du soulagement.

Au mois de novembre 1869, M. le professeur Coze jugea à propos de procurer de nouveau à cette malade les bénéfices de la triméthylamine ; mais avant de remettre cette femme sous l'influence du médicament en question, on fit analyser les urines.

Urines de 24 heures, du 28 au 29 novembre 1869 : Quantité 1,100 cent. cubes. Légèrement acide. — Densité : 1.014. Couleur orangée :

Eau	gr.	1068	54
Matières solides		31	46
Matières organiques		20	79
Matières salines inorganiques		10	67
Urée		15	18

<pre>
Acide urique................gr.   0   099
Matières extractives,............   5   51
Chlorure de sodium.............   6   15
</pre>

On administre la triméthylamine à la dose de 0 gr. 60 et les urines sont de nouveau examinées le 8 décembre.

Quantité : 900 cent. cubes. — Densité 1,015. Couleur orangée.

<pre>
Eau.....................gr.   871   02
Matières solides...............   28   98
Matières organiques............   19   44
Matières salines inorganiques..... 9   54
Urée.......................   12   94
Acide urique..................   6   18
Matières extractives...........   6   12
Chlorure sodique..............   7   12
</pre>

Nous voyons, en effet, que l'urée a baissé de 2 gr. 29 ; mais suffit-il d'une seule analyse alors surtout que la quantité d'urine rendue a été inférieure de 150 grammes ?

Dans un autre cas, M. Fargier-Lagrange a encore pratiqué l'analyse des urines ; nous en consignons simplement les résultats.

Observation xviii. — *Arthrite déformante. Traitement par la triméthylamine. Analyse des urines. Diminution du chiffre de l'urée.*

Urines de 24 heures : 1,200 cent. cubes. Légèrement acide. Densité 1,013. Couleur orangée.

<pre>
Eau...................gr.   1167
Matières solides..............   33
Matières organiques...........   23   64
Matières salines inorganiques..... 9   36
Urée......................   17   64
Acide urique.................   0   14
Matières extractives...........   5   13
Chlorure sodique.............   5   88
</pre>

On administre 60 centigrammes et voici le résultat de l'analyse :

Urines de 24 heures : 1,100 cent. cubes. Densité 1,015. Couleur citrine.

<pre>
Eau......................   1069   64
Matières solides..............   30   36
Matières organiques...........   21   56
Matières salines inorganiques..... 8   80
Urée......................   15   95
Acide urique.................   0   22
Matières extractives...........   5   17
Chlorure sodique.............   5   82
</pre>

Nous avons ici une diminution de plus de 2 grammes d'urée : dans une autre observation la diminution a été de 3 grammes.

Nous empruntons les faits qui suivent au travail de M. Dujardin-Beaumetz :

M. Bouchard, à la Charité, a soumis un homme, d'ailleurs bien portant, à l'action de la triméthylamine. Les analyses ont été faites, et comme on le voit par les résultats que nous donnons ci-après, le chiffre de l'urée sécrétée en 24 heures baisse de 21 gr. 22 à 15 gr. 37 en trois jours après l'administration de 1 gr., puis 1 gr. 50 et 2 gr. de triméthylamine.

28 février. — Avant l'administration du médicament, on pèse les urines et l'on trouve 1,160 grammes. L'urée rendue est de 21 gr. 22 ou par litre 18 gr. 3. On administre un gramme de propylamine.

1er mars. — Les urines rendues donnent 1,380 grammes. On trouve 17 gr. 11 d'urée, soit 12 gr. 4 pour un litre. — Propylamine 1 gr. 50.

2 mars. — Urines 1,540 gr. — Urée rendue 18 gr. 78, soit 12 gr. 2 par litre. — On donne 2 gr. de propylamine.

3 mars. — Urines 1,260 gr. — Urée 15 gr. 37, soit 12 gr. 2 par litre.

M. Dujardin-Beaumetz ajoute que l'analyse des urines avait été faite plusieurs fois avant l'administration du médicament, et que les chiffres obtenus ne différaient que peu de ceux que nous avons consignés pour l'analyse du 28 février.

M. Hirne, interne des hôpitaux, a de son côté fait des recherches analogues sur un homme d'ailleurs bien portant; les analyses ont été faites à peu près régulièrement comme on peut le voir par le tableau ci-dessous ; ajoutons que l'analyse des urines, faite avant l'administration du médicament, donnait pour la moyenne de l'urée 24 gr. 37.

27 *février.*	0 gr. 75 de propylamine,	—	19 58 d'urée en 24 heures.	
1er *mars..*	id.	—	28 08	—
2 —	id.	—	28 22	—
3 —	id.	—	14 64	—
4 —	id.	—	29 15	—
5 —	id.	—	30 47	—
6 —	id.	—	17 29	—
7 —	id.	—	21 10	—
8 —	id.	—	17 20	—
9 —	id.	—	29 25	—
10 —	1 gr. 50	—	14 84	—
11 —	id.	—	20 28	—
12 —	id.	—	29 20	—
13 —	id.	—	25	—

En moyenne, par 24 heures, 23 gr. 16 d'urée.

Y a-t-il lieu, comme le fait avec trop d'ardeur M. Dujardin-Beaumetz, de tirer la conclusion que la diminution de l'urée est ici évidente? Soit, la moyenne lui donne raison ; mais pourquoi ces écarts, de 29 gr. 25 à 14 gr. 24 ? Est-ce parce qu'on a élevé la dose de 0 gr. 75 à 1 gr. 50 ? Mais pourquoi, alors que l'on donnait 0 gr. 75 de propylamine, voyons-nous le chiffre de l'urée s'élever, le 4 mars, à 29 gr. 15, lorsque le 3 il n'était que de 14 gr. 64 ? — Evidemment, il y a des réserves à faire, et il ne faut pas trop se hâter de conclure.

Dans l'observation qui va suivre et qui a été recueillie dans le service de M. Bouchard, la diminution de l'urée pendant le traitement du rhumatisme par le chlorhydrate de triméthylamine, a été considérable. Nous résumons le fait d'après le *Bulletin de Thérapeutique* du 15 mai 1871.

OBSERVATION XIX. — *Rhumatisme articulaire aigu généralisé; cinquième attaque datant de quatre jours; traitement par le chlorhydrate de triméthylamine; guérison en huit jours.* (Hôpital de la Charité, service de M. Bouchard. Observation recueillie par M. Michel, externe du service). — Duf... âgé de 34 ans, entre à l'hôpital de la Charité le 19 mars 1873. Le malade, d'une constitution vigoureuse, est atteint d'un rhumatisme articulaire aigu; c'est la cinquième attaque. Les autres attaques ont duré, la moindre 24 jours, la plus longue 3 mois.

19 mars — Le malade souffre depuis le 15 mars, où il ressentit des douleurs assez vives dans le poignet droit et dans l'articulation du genou du même côté; le lendemain, les articulations coxo-femorale et scapulo-humérale du côté droit se prirent à leur tour, puis le lendemain celles du côté gauche. Au moment de l'entrée du malade à l'hôpital, toutes les articulations sont gonflées et douloureuses, excepté celles des doigts des pieds et des mains, et l'articulation temporo-maxillaire. Pouls fréquent et petit; *matin*, T. R. 39°, 6. On prescrit du bicarbonate de soude et un lavement purgatif. *Soir*. T. R. 39°, 6.

20 mars. — Même état. — T. 39°, 6. — *Soir*. T. 40°, 2. Bicarbonate de soude.

21 mars. — L'état est toujours à peu près le même; insomnie. — T. 39°, 2. — *Soir*. T. 40°.

22 mars. — Douleurs vives; excitation, insomnie. — T. 39°, 2. — On prescrit 50 cent. de chlorhydrate de triméthylamine. — *Soir*. T. 38°, 8. — Urine; 970 gr., urée 40 gr. 74.

23 mars. — Les articulations sont toujours douloureuses, cependant le malade a un peu dormi; les bruits du cœur sont éloignés; il semble que l'on perçoive un léger bruit de frottement, pas de matité cependant. — T. 40°, 2. — Vésicatoire à la région précordiale. — *Soir*. T. 40°, 4. — Urine : 950 gr.; urée 43 gr. 70.

24 mars. — Les articulations du bras ne sont plus douloureuses; l'enflure et la rougeur ont disparu; il reste très-peu de douleur dans les articulations du pied. T. 38°, 2. — *Soir*. T. 38°. — Urine : 880 gr.; urée 27 gr. 45.

25 mars. — Nuit bonne; appétit. — T. 37°, 4. Triméthylamine 0 gr. 50. Urine : 710 gr.; urée 19 gr. 31.

26 mars. — L'amélioration continue. T. 37°. — *Soir*. 37°, 4. — Urine : 1,225 gr.; urée 8 gr. 59.

27 mars. — Même état. T. 37°. — On cesse l'emploi de la triméthylamine. — *Soir*. T. 37°, 2. — Urine : 1,500 gr.; urée 9 gr. 30.

28 mars. — T. 37°. — *Soir*. 37°, 2.

29 mars. — T. 33°. — *Soir*. 37°, 2.

31 mars. — Le malade sort de l'hôpital dans un état de santé parfaite. — Urine : 930 gr.; urée 8 gr. 55.

Nous voyons ici un rhumatisme articulaire aigu des plus intenses, guérir en moins de huit jours sous l'influence du traitement par la triméthylamine. L'urine, au point de vue de la quantité rendue, ne nous indique rien de particulier, mais l'urée a subi une diminution très-considérable ; de 40 gr. 75 par vingt-quatre heures qu'il était avant l'expérience, le chiffre de l'urée s'est abaissé au chiffre de 9 gr. 50 et même de 8 gr. 60.

Système nerveux et musculaire. — Hamdy est le seul auteur qui nous donne des renseignements précis touchant l'action de la triméthylamine sur les systèmes nerveux et musculaire. Voici les résultats d'expériences faites, pour la plupart, sur des grenouilles : Par l'*action locale*, l'activité des nerfs est immédiatement accrue, comme le prouve l'agitation de la grenouille au moment où l'on insère la propylamine dans une plaie ; mais bientôt les nerfs sont parésiés et perdent totalement leur excitabilité. C'est d'abord le nerf sensitif qui est paralysé, et ensuite le nerf moteur. Ainsi, lorsqu'on insère à plusieurs reprises la propylamine dans une plaie, l'animal qui avait donné des signes de vives douleurs à la première insertion, ne sent pas les suivantes. La petite plaie est alors insensible au pincement et à l'électricité. Pareillement, l'instillation de la propylamine dans l'œil, détermine un fort resserrement des paupières et de vigoureux mouvements défensifs à la première instillation, beaucoup moins à la seconde, et pas du tout aux subséquentes. L'action locale de la propylamine est la même sur les racines des nerfs rachidiens que sur les cordons nerveux. Les racines motrices sont atteintes après les sensitives.

Voyons maintenant l'action directe de la propylamine sur les muscles et le cœur. Les muscles touchés par la propylamine, prennent une couleur rouge foncé, et, après de légères contractions fibrillaires, perdent totalement leur irritabilité en quelques minutes. Si on les examine alors au microscope, on constate que leur striation est moins apparente, et que leurs fibres sont finement granuleuses. Ce résultat ne dépend pas uniquement de l'imbibition de la substance musculaire par la propylamine, mais aussi d'un commencement d'absorbtion par les vaisseaux du muscle touché. On en trouve la preuve dans le fait, que chez une grenouille dont on a arrêté la circulation par la ligature de l'aorte, les muscles de la cuisse, touchés par l'alcaloïde, ne rougissent pas, conservent leur couleur normale, et ne perdent leur irritabilité qu'au bout d'un temps beaucoup plus long, et à la suite de cinq ou six applications de propylamine. Quant au cœur, il perd aussi son irritabilité en quelques minutes, par les applications de propylamine à sa surface, et un peu plus lentement par imbibition de voisinage.

Les *effets généraux* sont très-marqués sur le système nerveux cérébro-spinal et l'appareil locomoteur d'une part, et d'autre part, sur le système ganglionnaire. Les effets les plus apparents sont ceux qui se passent du côté du mouvement. On peut les diviser en deux périodes : l'une de surexcitabilité motrice, caractérisée par des palpitations musculaires et des secousses convulsives, bientôt suivies de véritables convulsions tétaniques, accompagnées de l'irrégularité, puis de la suspension de la respiration et du ralentissement de la circulation ; l'autre période, constituée par la résolution musculaire, pouvant aller jusqu'à la paralysie complète, avec insensibilité et collapsus de la circulation centrale et périphérique. On peut y ajouter une période de retour dans les cas non mortels.

A quelle cause sont dues ces convulsions du propylamisme? Evidemment, à la surexcitabilité de la moelle épinière, ainsi que le démontrent les deux expériences suivantes :

Si on préserve de l'intoxication une patte de grenouille, en liant l'artère iliaque ou la totalité du membre moins ses nerfs, avant d'empoisonner l'animal, on note que les convulsions se produisent dans la patte préservée comme dans celle qui ne l'est pas. Or, comme les muscles de la patte préservée n'ont pas reçu de propylamine qui puisse les contracturer, les convulsions viennent évidemment de l'excitabilité accrue de la moelle, transmise à la patte préservée par ses nerfs. Si, en effet, on coupe les nerfs d'une patte avant d'empoisonner l'animal, les convulsions n'ont pas lieu dans cette patte qui ne reçoit plus que les excitations de la moelle. Si on coupe les nerfs de la patte pendant l'empoisonnement, les convulsions cessent immédiatement dans cette patte.

Quant au système nerveux ganglionnaire, il subit d'abord une excitation qui a pour résultat de rétrécir le calibre des vaisseaux capillaires, ainsi que nous l'avons déjà vu à propos de la tension artérielle. Puis, à une période plus avancée du propylamisme et surtout avec les fortes doses, il est parésié, et alors les vaisseaux se relâchent, et la circulation reste très-amoindrie.

Les faibles doses de propylamine, administrées à l'homme, sont incapables de produire les phénomènes de surexcitabilité motrice, qui donnent lieu, chez les animaux, aux palpitations musculaires, aux spasmes et aux convulsions. Cependant, chez une malade, la dose de 2 grammes a provoqué des tremblements, de la dyspnée et du spasme des muscles temporaux.

Appendice. — Les effets que nous venons de signaler ont été obtenus avec la propylamine commerciale ; or, il résulte d'une note de M. Hamdy, que la propylamine chimiquement pure ne donnerait pas lieu à la surexcitabilité nerveuse et à la période convulsive. On devrait donc admettre que ce n'est pas la triméthylamine qui est le facteur convulsivant dans les propylamines commerciales, qu'au contraire elle possède des propriétés sédatives très-accentuées.

Théorie du mode d'action de la triméthylamine. — Maintenant que nous connaissons à peu près les faits observés, cherchons-en l'explication, la raison, la nature. Comment agit la triméthylamine? Son action multiple sur les systèmes nerveux et musculaire, sur la circulation, paraissent prouver que la triméthylamine agit par sa pénétration dans le sang.

Si, tout d'abord, elle produit des spasmes, des convulsions, de la contraction des vaisseaux capillaires et le ralentissement du cœur, c'est qu'elle surexcite les centres bulbo-spinal et ganglionnaire. Mais, par quel élément ces effets sont-ils produits? Est ce par la triméthylamine elle-même ou par un autre élément mal déterminé, l'ammoniaque peut-être? — C'est cette dernière hypothèse que nous serions tenté d'admettre après les expériences que M. Hamdy a faites avec de la triméthylamine chimiquement pure et qui, comme nous l'avons vu, n'a donné lieu à aucun phénomène convulsif.

A dose toxique, la triméthylamine produit l'immobilité, le collapsus; et ce fait est dû évidemment à la perte d'excitabilité du centre bulbo-spinal. C'est l'opinion de M. Hamdy qui ajoute : « L'activité des centres nerveux ganglionnaires survit aussi à celle du centre cérébro-spinal, puisque le cœur continue à battre très-ralenti, il est vrai, et assez faible pour ne plus irriguer complétement les vaisseaux capillaires qui, malgré leur relâchement à cette époque, restent peu colorés. — C'est à un degré plus avancé de l'intoxication que les ganglions nerveux perdent leur activité, et seulement après les muscles. En général, les nerfs moteurs rachidiens sont paralysés avant l'arrêt du cœur, et les muscles ne le sont totalement qu'après. »

Si donc on retire de la triméthylamine, l'élément convulsivant, que reste-t-il? Un médicament à propriétés sédatives très-évidentes, un médicament *nervo-cardiaque*, dont la place nous semble devoir être inscrite entre la digitale et le sulfate de quinine.

Des *différences* sensibles séparent cependant l'action de la triméthylamine de celle de la digitale de celle du sulfate de quinine. Tous trois ralentissent les battements de cœur, mais en agissant d'une manière différente. La digitale excite les pneumogastriques et par suite l'action refrénante de ses nerfs sur le cœur; le sulfate de quinine, au contraire, n'a aucune action sur les pneumo-gastriques. Mais, selon M. G. Sée, il paralyse les ganglions auto-moteurs;

quant à la triméthylamine, elle paraît agir surtout en paralysant le centre où siège le principe auxiliaire des mouvements du cœur. — La digitale augmente la pression artérielle, et ce fait ne paraît pouvoir s'expliquer que par l'excitation de la contractilité capillaire sous l'influence des vaso-moteurs; quant au sulfate de quinine, il est, comme la triméthylamine, dépressible de la circulation, et paraît agir surtout par la paralysie des centres nerveux ganglionnaires.

Si maintenant nous cherchons l'explication de la diminution de la température et de la diminution de l'urée, nous dirons que ces faits nous paraissent devoir trouver leur explication dans le ralentissement de la circulation qui amène une diminution des combustions incessantes qui se font dans l'organisme. Car, en effet, qu'est-ce que l'urée, sinon le produit ultime de la combustion animale? Si donc cette combustion diminue, n'est-il pas naturel qu'il y ait diminution dans le produit même de cette combustion ?

THÉRAPEUTIQUE.

« Le premier soin d'un chirurgien se préparant à une
» opération, c'est de s'assurer du parfait état de son ins-
» trument; le premier soin du médecin devrait être de
» s'enquérir de la bonne qualité du médicament dont il va
» se servir. Faute de ce soin, non-seulement il échouera là
» où d'autres ont réussi, mais il risquera, par des résultats
» illusoires, d'entraîner les autres dans l'erreur ou dans
» l'incrédulité qui est la pire des erreurs en thérapeu-
» tique. » Ces réflexions, que M. Hirtz formule à propos de
la digitale s'appliquent tout particulièrement à la triméthylamine dont on a eu jusqu'à présent des préparations commerciales mal dosées, plus ou moins impures. Aujourd'hui cependant, la thérapeutique possède cet agent sous une forme qui semble devoir donner aux cliniciens toutes les garanties désirables de pureté et de dosage, le chlorhydrate de triméthylamine dont nous avons indiqué précédemment la préparation et le mode d'emploi.

Jusques à présent, le médicament qui nous occupe n'a guère été employé que dans le traitement du rhumatisme articulaire aigu; aussi est-ce à cette seule maladie que nous devrons, dans ce travail, borner l'application clinique de la triméthylamine; peut-être plus tard, son action déprimante sur le pouls et la température, son action sédative sur le système nerveux trouveront-elles un emploi dans le traitement des phlegmasies fébriles et des maladies inflammatoires.

Le rhumatisme est une maladie spéciale, envahissant l'organisme à d'inégales profondeurs et subordonnée à une impulsion générale. De plus la rapidité de la localisation, sa mobilité qui la fait passer d'une articulation à l'autre sans laisser de trace de son passage, tout cela tend à prouver que l'exsudat obéit ici à des lois particulières. Une prolifération d'éléments nouveaux ne disparaîtrait pas si subitement et il est probable qu'il s'agit d'une simple exsudation, exprimée directement des capillaires, sous l'influence des vaso-moteurs. De là, la facile résorption et l'absence complète de régression purulente. (Hirtz). Dès lors, ces processus locaux paraissant directement sous la dépendance de l'innervation vaso-motrice et de la circulation générale, on comprend plus aisément comment ils sont les naturels tributaires de la médication antipyrétique.

D'une manière générale, et en mettant de côté les indications particulières qui peuvent tenir, soit à la constitution médicale, soit au tempérament et dont le clinicien doit toujours tenir compte, quelles indications doit-on chercher à remplir dans le traitement du rhumatisme articulaire aigu ? — Nous répondrons :

On doit chercher à remplir trois indications principales : 1° *Diminuer et supprimer la fièvre*; 2° *Diminuer et supprimer la congestion articulaire*; — 3° *Diminuer et supprimer la douleur*.

Or, la triméthylamine agit-elle ou paraît-elle devoir agir d'une manière efficace sur ces divers éléments ? *A priori* nous répondrons *oui*, car la triméthylamine est un médicament *antifébrile*, nous l'avons prouvé; c'est un *décongestionnant*, car elle abaisse le pouls et diminue la tension artérielle ; enfin c'est un *calmant*, car elle diminue l'action réflexe par suite de son action sédative sur la moelle.

Les faits donnent-ils raison à la théorie? C'est ce qu'il nous faut maintenant examiner en compulsant les observations qui ont été publiées, et que nous n'avons pas eu l'occasion d'analyser. Mais que le lecteur se rassure, nous ne voulons plus abuser longtemps de sa patience ; aussi nous bornerons-nous au sommaire des observations que l'on pourra, d'ailleurs trouver tout au long dans les auteurs que nous aurons soin de citer.

Il est difficile d'établir une classification de ces observations ; nous nous bornerons donc à les indiquer en nous basant surtout sur la durée plus ou moins longue du rhumatisme traité par la triméthylamine. Nous commencerons par les observations où le médicament paraît avoir agi très-rapidement et avoir amené la guérison ou une très-grande amélioration en quelques jours. C'est à cette *première série* qu'appartiennent les observations II, V, VI, X, XV, XVI, XIX, consignées dans notre travail.

Les sept observations suivantes sont empruntées à la brochure de M. Dujardin-Beaumetz, intitulée : *Nouvelles recherches sur la triméthylamine et sur son usage thérapeutique dans le traitement du rhumatisme articulaire aigu*; elles portent les n°ˢ 1, 3, 6, 10, 11, 12, 13 et sont dues à MM. Martineau, Brouardel et Féréol.

Observation XX. — Rhumatisme articulaire aigu. Traitement par la triméthylamine, à la dose de 0 gr. 50 tous les jours. — Guérison en 3 jours

Observation XXI. — Rhumatisme articulaire aigu datant de 12 jours. Résultat nul sous l'influence du sulfate de quinine. — Emploi de la propylamine à la dose de 0 gr. 50. par jour. Guérison en cinq jours.

Observation XXII. — Rhumatisme articulaire subaigu ; quatrième attaque. Amélioration notable dès le deuxième jour, sous l'influence de la propylamine. Guérison en huit jours.

Observation XXIII. — Rhumatisme articulaire aigu datant de cinq jours. Traitement par la propylamine pendant 4 jours. Très-grande amélioration.

Observation XXIV. — Rhumatisme articulaire aigu datant de cinq jours. Traitement par la propylamine. Guérison en 7 jours.

Observation XXV. — Rhumatisme articulaire aigu généralisé. — Traitement par la propylamine à la dose de un gramme par jour. Guérison en 6 jours.

Observation XXVI. — Rhumatisme articulaire subaigu datant de six jours. Guérison en six jours par la tryméthylamine.

L'observation suivante est tirée de la thèse de M. Hamdy que nous avons déjà eu si souvent l'occasion de citer ; elle porte le n° 3.

Observation XXVII. — Rhumatisme subaigu compliqué d'insuffisance mitrale chez une phthisique. Inefficacité d'un traitement de neuf jours par le sulfate de quinine et les alcalins. Amélioration très-grande par un traitement de quatre jours avec le chlorhydrate liquide de propylamine. Recrudescence des douleurs et de la fièvre par l'abandon du remède et guérison par un traitement de six jours avec la propylamine.

Les trois observations qui vont suivre sont empruntées au *Bulletin de Thérapeutique* ; la première est due à M. Martineau, la deuxième à M. Bouchard, et la troisième à M. Marly, ancien interne des hôpitaux de Lyon ; elles sont consignées dans les n°ˢ du 15 avril et du 30 mai 1873.

Observation XXVIII. — Rhumatisme articulaire aigu généralisé datant de deux jours ; traitement par le chlorhydrate de triméthylamine à la dose de 0 gr. 30 par jour ; guérison en 3 jours. Action dépressive très-marquée sur les battements du cœur.

Observation XXIX. — Rhumatisme articulaire aigu généralisé. Ré-

sultat nul par le traitement à l'acétate de potasse. — Cessation des douleurs après deux jours de traitement par la propylamine. Guérison complète
en 5 jours.

Observation xxx. — Rhumatisme polyarticulaire aigu survenu dans
le cours d'une dyssenterie. Emploi de la propylamine. Guérison en quelques
jours.

Nous trouvons également dans la thèse de M. Cotard
quelques cas de rhumatisme qui ont guéri assez rapidement; ce sont les observations 3, 4 et 7; il est vrai que l'auteur, un peu sceptique, met cette guérison à l'actif de la
marche naturelle de la maladie.

Observation xxxi. — Rhumatisme articulaire aigu. Première attaque;
traitement par le chlorhydrate de triméthylamine. Disparition des douleurs.
Cessation du traitement. Réapparition des douleurs qui disparaissent de
nouveau lorsqu'on emploie le chlorhydrate de tryméthylamine. Guérison.

Observation xxxii. — Rhumatisme articulaire aigu. — Septième attaque; endocardite. Traitement par le chlorhydrate de tryméthylamine; disparition des douleurs; guérison du rhumatisme mais persistance de l'endocardite.

Observation xxxiii. — Troisième attaque de rhumatisme articulaire aigu
généralisé. — Propylamine à la dose de 1 gramme et 1 gr. 50. Guérison en
6 jours.

Nous avons nous-même observé un cas de rhumatisme
articulaire aigu qui a disparu rapidement sous l'influence
de la propylamine.

Observation xxxiv. — *Rhumatisme articulaire aigu.* — *Résultat nul
par le sulfate de quinine. Guérison en 4 jours par la propylamine.* — Len...
25 ans, nous fait appeler le 2 mai 1873. Depuis quelques jours, il éprouve du
malaise dans les genoux et dans le cou-de-pied gauche. Tuméfaction. Le
pouls est à 92. — Sulfate de quinine et baume tranquille.

3 mai. — La hanche gauche est douloureuse. P. 100. — *5 mai.* — Le
coude droit est douloureux à son tour; P. 96. — Nous prescrivons un
gramme de propylamine.

6 mai. — Les articulations sont moins douloureuses. — Malaise un peu
général. P. 68. Le 7. P. 72. — *9 mai.* — Les douleurs ont disparu; la
guérison est complète; elle ne s'est pas démentie depuis.

Dans une *deuxième série,* nous rangeons les cas dont la
guérison s'est effectuée du huitième au quinzième jour; c'est
à cette catégorie qu'appartiennent les observations III, VIII,
IX, XI, XII, ainsi que les deux suivantes que nous devons
à MM. Brouardel et Féréol et qui se trouvent dans le travail de M. Dujardin-Beaumetz (nos 7 et 14).

Observation xxxv. — Rhumatisme articulaire subaigu. Traitement par
la triméthylamine. Amélioration très-grande en six jours de traitement;
Guérison complète en 13 jours.

Observation xxxvi. — Rhumatisme articulaire généralisé datant de
15 jours. — Résultat nul par la poudre de Dower. Traitement par la triméthylamine. Guérison en 15 jours.

Hamdy rapporte également une observation qui peut ren -
trer dans la série qui nous occupe ; c'est celle qui porte le
n° 6,

OBSERVATION XXXVII. — Rhumatisme articulaire aigu datant de huit
jours chez un enfant de 14 ans. Traitement par la propylamine. Disparition rapide des douleurs et de la fièvre. Cessation du traitement, rechute et
évolution d'une nouvelle poussée rhumatismale qui, malgré l'emploi de la
propylamine, dure huit jours.

Nous avons également observé trois cas de rhumatisme
articulaire aigu qui doivent prendre place ici. Nous en avons
communiqué deux à la *Société médicale des hôpitaux*, et
nous allons les analyser brièvement.

OBSERVATION XXXVIII. — *Rhumatisme articulaire aigu.* — *Traitement par
la propylamine. Guérison.* — Hen... employé, 30 ans est pris le 2 mars
1872 d'une deuxième attaque de rhumatisme. Les articulations prises sont
l'épaule et le poignet droits, le coude et le poignet et la hanche gauches, ainsi
que les deux genoux. Les douleurs sont excessivement violentes ; il en est
de même pour les deux articulations temporo-maxillaires. P. 112. — Pres-
cription 0 gr. 10 de sulfate de quinine toutes les 3 heures. Ce traitement est
continué sans succès pendant 8 jours et c'est alors que le 8 mars, nous
prescrivons la propylamine à la dose de 0 gr. 75 avec continuation de frictions calmantes. Le soulagement eut lieu dès le deuxième jour ; les douleurs
diminuèrent beaucoup ; le pouls, le 14 mars, était à 76 et le malade pouvait
se lever. — Il resta seulement un peu de gêne dans l'articulation scapulo-
humérale droite. — La guérison eut lieu à l'aide de deux vésicatoires.

OBSERVATION XXXIX. — Rhumatisme articulaire aigu. — Traitement par
la triméthylamine. Guérison. — Deb... forgeron, 28 ans, est atteint de
douleurs rhumatismales le 12 mars 1873 ; elles occupent les poignets, l'é-
paule gauche, le genou gauche et les deux articulations tibio-tarsiennes. Je
le vois le 20 pour la première fois. Les articulations sont très-tuméfiées, le
sommeil impossible, les sueurs abondantes. — Nous prescrivons 1 gr. 50
de propylamine en 2 jours ; onctions calmantes ; un demi verre d'eau de
Sedlitz tous les matins.

Au bout de quatre jours un mieux considérable s'est produit dans l'état
du malade ; le 28 mars toute douleur avait à peu près disparu ; la guérison fut
complète et elle ne s'est pas démentie.

OBSERVATION XL. — *Rhumatisme articulaire aigu. Traitement par la
propylamine. Guérison complète en 10 jours.* Vib... 12 ans est atteinte le
15 mars 1872, de douleurs occupant les deux genoux, cou-de-pied et le poignet gauches. Je la vois le 17 mars ; les douleurs sont vives, le pouls à 104.
— Propylamine 0 gr. 30. — 18 *mars.* Trois nouvelles articulations sont
prises ; le coude, le poignet et cou de pied droits. P. 104. — 19 *mars.* — Les
douleurs ont quitté le cou-de-pied et le poignet gauches, mais la hanche
droite est atteinte. P. 96. — 20 *mars.* — Mieux sensible ; aucune douleur
dans le genou et le cou de pied droits. — P. 96. — 22 *mars.* — Douleurs vagues dans diverses articulations. P. 88. — 25 *mars.* — Les douleurs
ont disparu. P 64. — Guérison.

Dans une *troisième série*, nous rangeons les cas de rhumatisme dont la durée a été de 15 à 30 jours ; ainsi les

observations I, IV, IX, XIII, XVII, XVIII (1), consignées dans cette revue. A ces six observations nous ajouterons la suivante rapportée dans la thèse de M. Cotard.

OBSERVATION XLI. — Rhumatisme articulaire aigu. Traitement par la propylamine à la dose de 1 gr. 50 par jour. — Diminution des douleurs et du gonflement au bout de huit jours ; guérison complète en 22 jours.

Maintenant si nous voulons former une *quatrième série*, nous y ferions entrer les cas qui n'ont pas paru être influencés par l'action de la triméthylamine. C'est d'abord celui qui a rapport à l'observation XIV. Nous citerons encore les observations suivantes empruntées à MM. Dujardin-Beaumetz (n°s 5 et 15), Colard n°s 2, 5, 6, 9) et Burded (thèse de Paris 1873.)

OBSERVATION XLII. — Rhumatisme articulaire aigu, datant de deux jours. Traitement par la triméthylamine pendant 14 jours. Insuccès.

OBSERVATION XLIII. — Rhumatisme ; blennorrhagie. — Traitement par la triméthylamine pendant 24 heures. Symptômes du côté du tube digestif. Cessation du traitement. Pas de résultat. (Cette observation est trop peu concluante pour pouvoir entrer en ligne de compte).

OBSERVATION XLIV — Rhumatisme articulaire aigu. Traitement par la triméthylamine pendant 24 jours. Insuccès.

OBSERVATION XLV. — Rhumatisme cérébral. Traitement par la triméthylamine Mort au 6me jour.

OBSERVATION XLVI. — Rhumatisme articulaire aigu. Traitement par la triméthylamine pendant dix jours. Insuccès.

OBSERVATION XLVII. — Rhumatisme articulaire aigu. Traitement par la triméthylamine. Amélioration, mais rechute malgré la continuation du taitement. Durée de la maladie : 45 jours.

OBSERVATION XLVIII. — Rhumatisme polyarticulaire aigu traité par la propylamine pendant 24 jours. Guérison.

Si maintenant nous résumons en bloc les observations que nous avons rapportées dans le cours de ce travail, nous voyons que sur 48 cas, traités par la triméthylamine, 22 cas ont guéri en moins de 8 jours, 81, de 8 à 15 jours, 7 de 15 à 30 jours et enfin 8 ont été peu ou point influencés par le médicament. Une autre médication peut-elle revendiquer de tels résultats ? Nous ne le croyons pas et nous restons avec cette conviction que la triméthylamine rendra dorénavant des avantages encore plus marqués, lorsque l'on n'emploiera plus que de la triméthylamine pure ou lorsque l'on ne se servira plus que du chlorhydrate de triméthylamine dont le dosage est plus facile à effectuer.

____

(1) Ces deux dernières observations, rapportées incomplètement, ont trait à des cas d'arthrite déformante qui ont été améliorés, mais non guéris par l'emploi de la propylamine.

CONCLUSIONS

1° Au point de vue de l'action chimique, il est préférable d'employer, en médecine, le chlorhydrate de triméthylamine.

2° Au point de vue de l'action physiologique, la triméthylamine est pour la peau un léger excitant ; pour la muqueuse, un caustique ; pour le système nerveux, un sédatif ; pour le système artériel, un hyposthénisant ; enfin elle paraît diminuer le chiffre de l'urée dans les urines.

3° Au point de vue de l'action thérapeutique, la triméthylamine n'a guère été employée que dans le rhumatisme articulaire aigu ; elle calme les douleurs, elle décongestionne les articulations, elle diminue la fièvre. Somme toute, elle paraît être le médicament qui, jusque à présent, ait donné les meilleurs résultats.

VERSAILLES. — IMP. CERF ET FILS, RUE DU PLESSIS, 59.